TRAITEMENT

MÉTHODIQUE, PRÉSERVATIF ET CURATIF

DE

LA GOUTTE

(ACQUISE OU HÉRÉDITAIRE)

DU RHUMATISME GOUTTEUX, etc.

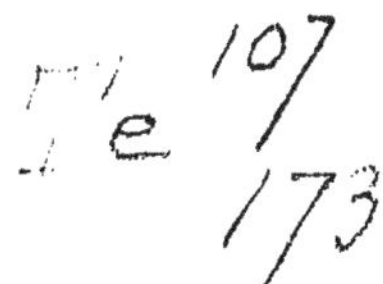

TRAITEMENT

MÉTHODIQUE, PRÉSERVATIF ET CURATIF

DE

LA GOUTTE

(ACQUISE OU HÉRÉDITAIRE)

DU RHUMATISME GOUTTEUX, etc.

PAR

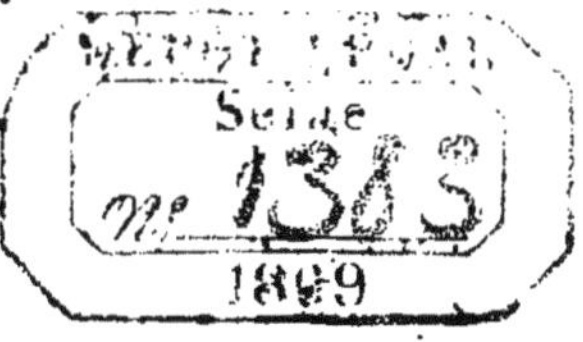

H. J. L. MOURIER

FACULTÉ DE MÉDECINE, PARIS.

> Il me suffit ici de joindre à la raison
> Les succès de l'expérience.
>
> (LA FONTAINE.)

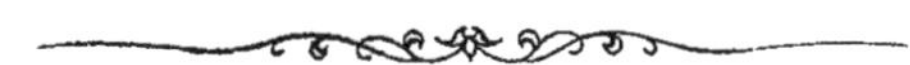

DEUXIÈME ÉDITION.

—

PARIS

ADRIEN DELAHAYE, LIBRAIRE-ÉDITEUR

PLACE DE L'ÉCOLE DE MÉDECINE

—

1869

INTRODUCTION.

Un heureux concours de circonstances nous ayant permis de constater le succès obtenu dans les affections goutteuses, traitées à un point de vue médical tout nouveau par un de nos plus illustres maîtres (ravi depuis peu à la science), nous avons alors profondément étudié cette médication nouvelle d'après les voies qui nous étaient ouvertes, et nos recherches, réunies à notre expérimentation journalière, nous ont démontré l'excellence des principes que nous érigeons en méthode, en ayant soin, toutefois, d'y apporter les modifications que nécessitent les diversités constitutionnelles des sujets et le plus ou moins de gravité de la maladie.

Heureux des résultats que nous avons déjà obtenus dans le traitement de la goutte, convaincu de la puissante efficacité du système que nous suivons, encouragé de plus par nos succès de tous les jours, nous venons offrir à nos malades un aperçu de nos études spéciales sur cette terrible affection. Nous serons amplement récompensé si, par la propagation de notre méthode, nous pouvons rendre service à l'humanité et mettre ceux qui souffrent à l'abri des dangers auxquels ils sont exposés en ayant recours aux remèdes de l'empirisme. Nous voulons aussi rassurer les goutteux rebutés par les essais infructueux auxquels ils se sont livrés, et leur prouver qu'avec les progrès journaliers de la science, il est encore pour eux des moyens de guérison.

Quoique nous occupant depuis quinze ans du traitement des diverses formes de la stérilité et ayant obtenu des résultats satisfaisants dans cette partie si délicate de l'art médical, nous n'hésitons pas, cependant, en présence des garanties de succès que nous rencontrons, à nous livrer à l'application de cette nouvelle méthode de traiter la goutte. Les exemples frappants que nous avons sous les yeux de goutteux guéris, ou débarrassés de leurs difformités tophacées par cette médication, ne nous ont pas permis de douter plus longtemps, et nous nous applaudissons d'avoir suivi le chemin tracé par un illustre devancier. Car, pour tout dire, c'est à un goutteux héréditaire, homme du monde honorablement connu, que nous devons la connaissance du mode de traitement auquel l'avait soumis notre si honorable et si regretté confrère et maître. Nous avions donc la voie ouverte. Les études médicales et les recherches chimiques auxquelles nous nous sommes livré depuis sont venues dissiper nos doutes, s'il en existait encore, et nous ne craignons pas aujourd'hui de faire profiter les goutteux de l'heureux résultat de nos travaux.

H.-J.-L. MOURIER.

TRAITEMENT

MÉTHODIQUE, PRÉSERVATIF ET CURATIF

DE

LA GOUTTE

(ACQUISE OU HÉRÉDITAIRE)

DU RHUMATISME GOUTTEUX, etc.

ÉTUDE RAISONNÉE

DE LA GOUTTE ET DE SES EFFETS.

L'histoire de la goutte est contemporaine de l'art médical : Hippocrate, Celse, Galien, Arétée de Cappadoce, Cœlius Aurelianus, etc., en traitent longuement dans leurs écrits. Une étude aussi complète et des notions aussi précises sur la plupart de ses éléments essentiels dénotent suffisamment sa fréquence dans l'antiquité. Cette circonstance n'a d'ailleurs rien qui étonne si l'on songe, d'une part, aux conditions étiologiques de la goutte, et, de l'autre, aux excès de sensualité et de luxe vraiment asiatiques des civilisations grecque et romaine : *Podagra Bacchi Venerisque filia.* L'histoire nous fait même assister au spectacle instructif de l'extension simultanée et comme parallèle de la maladie et de la démoralisation ; car tandis qu'au temps d'Hippocrate les femmes étaient à l'abri des atteintes de l'arthritis, les Romaines avaient perdu cette précieuse immunité, *ob varii generis debacchationes.* (Sénèque.)

Depuis cette époque l'étude de la goutte s'est lentement perfectionnée, s'enrichissant successivement des travaux de Baillou, de Sydenham, de Boerhaave, de F. Hoffmann, de Musgrave, d'Heberden, de Scudamore, etc. , pour ne citer que les plus illustres.

De nos jours l'examen microscopique et l'analyse chimique sont venus jeter un jour tout nouveau sur la nature de ses altérations anatomiques et de ses manifestations, et diriger les recherches sur ce sujet dans une voie vraiment scientifique. Avouons cependant que si la notion des lésions et des symptômes laisse peu à désirer, le point fondamental, la pathogénie, présente assez d'obscurité pour expliquer l'audace des empiriques, le découragement des malades et les timidités thérapeutiques de la plupart des médecins.

Envisagée d'une manière générale, la goutte est une maladie constitutionnelle, héréditaire, caractérisée par des fluxions articulaires douloureuses, et dans les formes anormales, par des lésions graves et diverses des viscères essentiels à la vie. Elle est constamment liée à une perturbation spéciale de la digestion et de la sécrétion urinaire.

D'après une opinion qui tend de plus en plus à s'accréditer, et que nous sommes disposé à adopter dans une certaine mesure, le vice constitutionnel de la goutte sur lequel la fantaisie a bâti tant d'hypothèses serait dû à un excès d'acide urique dans le sang.

Les divisions et les subdivisions de l'affection qui nous occupe sont nombreuses. En raison de la diversité du siége, des manifestations, de l'intensité, en raison aussi des idées préconçues sur sa nature, on a multiplié les espèces et les variétés.

Sauvages en décrit quinze espèces; Pinel admet deux espèces simples et un grand nombre d'espèces compliquées; Cullen les réduit à quatre, Scudamore à trois.

La division qui nous paraît suffisante et rationnelle est implicitement contenue dans la définition donnée plus haut.

Pour nous il existe une goutte régulière aiguë ou chronique, et une goutte irrégulière.

Les souffrances des goutteux n'ont jamais été mieux exposées que par l'illustre Sydenham, qui, à un rare talent d'observation, joignait le privilége peu enviable de les avoir endurées lui-même.

A l'exemple de F. Hoffmann, de Guilbert et d'un grand nombre de bons esprits, nous ne saurions mieux faire que de lui emprunter textuellement la description qu'il en a donnée.

DES DIVERSES ESPÈCES DE GOUTTE.

GOUTTE RÉGULIÈRE.

La goutte régulière arrive soudainement à la fin de janvier ou au commencement de février sans presque aucun avant-coureur, si ce n'est que le malade, quelques semaines auparavant, a été incommodé de crudités d'estomac ou d'indigestions, et qu'il s'est trouvé pesant et gonflé comme par des vents. Cette enflure et cette pesanteur augmentent de jour en jour jusqu'à l'arrivée de l'accès, qui est précédé de quelques jours par un engourdissement. En même temps le malade se sent comme des vents qui descendent le long des muscles des cuisses avec une espèce de crampe.

La veille de l'accès le malade a un appétit plus grand que de coutume et qui n'est pas naturel; il se porte bien en apparence, il se met au lit et s'endort. Mais vers les deux heures après minuit il est réveillé par une douleur, qui se fait sentir d'ordinaire au gros doigt du pied et quelquefois aussi au talon, au gras de la jambe ou à la cheville du pied. Cette douleur ressemble à celle qui accompagne la dislocation des os de ces parties, avec un sentiment comme d'une eau, qui ne serait pas tout à fait froide, répandue sur les membranes de la partie affectée, et bientôt après survient un froid, un tremblement et une fièvre légère.

La douleur, qui d'abord est supportable, devient par degrés plus intense, et à mesure qu'elle augmente, le froid et le tremblement diminuent. Cela dure ainsi tout le jour, jusqu'à ce qu'enfin, vers le soir, la douleur parvienne à son plus haut point, s'accommodant aux différents os du tarse et du métatarse, dont elle attaque les ligaments. Cette douleur ressemble tantôt à une tension violente ou à un déchirement des ligaments, tantôt à celle que cause la morsure d'un chien, et quelquefois à celle qui est produite par une violente compression. De plus, la partie affligée ressent une douleur si vive qu'elle ne peut seulement supporter le poids de la couverture, ni que l'on marche un peu fortement dans la chambre. Le malade s'agite continuellement et fait mille efforts pour donner une autre situation tant à tout son corps qu'à la partie affectée.

Mais c'est inutilement qu'il cherche à apaiser la douleur ; elle ne cesse que vers les deux ou trois heures du matin, après que l'accès a duré un jour et une nuit. Alors l'humeur peccante étant un peu digérée et dissipée, le malade se trouve soulagé tout à coup, soulagement qu'il attribue, mal à propos, à la situation où il a mis en dernier lieu la partie souffrante ; il lui vient ensuite une douce moiteur et il se laisse aller au sommeil.

A son réveil la douleur est encore fort diminuée et il aperçoit la partie malade nouvellement tuméfiée, au lieu qu'auparavant on n'y voyait qu'un gonflement considérable des veines, comme il est ordinaire dans toutes les attaques de goutte ; le lendemain et même pendant deux ou trois jours, lorsque la matière morbifique est abondante, il reste un peu de douleur, qui augmente sur le soir et diminue dès le grand matin.

Peu de jours après l'autre pied se trouve attaqué d'une douleur toute semblable et avec les mêmes symptômes, et quand elle est fort violente, il ne reste plus ni douleur ni faiblesse au pied qui a été atteint le premier, et il se trouve dans le même état que s'il n'avait jamais souffert. Quelquefois, néanmoins, la matière peccante est si abondante que, ne pouvant se décharger tout entièrement sur l'un des pieds, elle se fait sentir en même temps et avec la même violence dans tous les deux dès les premiers jours de la maladie ; mais pour l'ordinaire elle n'attaque les deux pieds que successivement.

Après que les deux pieds ont été ainsi maltraités, les accès qui suivent sont sans règle, tant pour leur commencement que pour leur durée, à l'exception que la douleur augmente toujours le soir et diminue le matin; tous ces petits accès composent l'attaque entière de goutte, qui est plus longue ou plus courte suivant l'âge du malade. Car il ne faut pas croire qu'un homme qui a été tourmenté de la goutte pendant deux ou trois mois n'ait eu qu'un seul et même accès. Il a eu une suite et un entraînement de plusieurs petits accès, dont le dernier a toujours été plus doux et plus court que le précédent, jusqu'à ce qu'enfin, la matière morbifique étant tout à fait détruite, le malade recouvre sa première santé. (Traduction de Jault).

L'auteur complète sa description si remarquable et si vraie par diverses considérations sur la durée des accès, sur leur enchaînement et sur leur mode de terminaison. Chez les sujets vigoureux ou chez ceux que la goutte attaque rarement, l'accès ne dure que quatorze jours; mais il dure deux mois chez les vieillards, ou, lorsque la maladie est invétérée, il peut s'étendre davantage et durer jusqu'à l'été.

On observe au déclin une diminution de la rougeur et de la douleur; la tension rénitente des tissus fait place à un œdème véritable; en même temps la peau de la région est le siége d'une démangeaison très vive et d'une abondante desquamation furfuracée.

L'attaque de goutte présente quelquefois certaines

exceptions de marche, de durée ou de manifestations que nous devons mentionner; car c'est surtout sur quelques-unes de ces irrégularités que l'on a voulu établir l'existence de la plupart de ces espèces ou de ces variétés qu'une saine critique ne saurait admettre.

Ainsi l'accès quelquefois affecte une marche franchement continue; il est impossible de saisir ces alternatives de rémission et de paroxysme caractéristiques de l'attaque ordinaire; les phénomènes locaux, tumeur, douleur, rougeur, chaleur, ont moins d'intensité; mais les accidents ont plus de tendance aux déplacements, à la rétrocession, comme l'on dit.

L'accès est plus long et peut durer plusieurs mois. Cette forme, décrite sous le nom de *goutte asthénique primitive*, attaque de préférence les vieillards et les sujets affaiblis. Landré Beauvais en a observé un certain nombre de cas dans un hôpital de vieillards ; il est vrai que la plupart de ses descriptions se rapportent plus exactement à des exemples de rhumatisme noueux, ce qui enlève beaucoup de valeur à ses assertions.

Dans d'autres circonstances la goutte semble s'acharner sur une seule articulation, s'y éterniser, y épuiser, pour ainsi dire, toute son action et produire conséquemment sur cet organe des ravages profonds. C'est cet accident que l'on a désigné sous le nom de *goutte fixe primitive* ou *consécutive,* suivant son mode d'apparition ou de développement.

La chronicité est constituée par une rémission notable de la douleur, mais surtout par la généralisation du mal, la fréquence et la longueur des attaques, et aussi par la persistance des déformations articulaires, des raideurs et des ankyloses. Ces deux derniers ordres de phénomènes tiennent essentiellement à la production d'une matière spéciale inséparable de l'accès de goutte, et que l'on peut considérer comme caractéristique. Cette substance, dont les caractères physiques étaient très-bien connus des anciens, et sur la nature chimique de laquelle il a régné longtemps une grande indécision, est constituée par de l'urate de soude. Ce fait important a été mis hors de doute par les expériences de Tennant, de Wollaston, de Fourcroy, etc. L'épanchement a d'abord lieu dans la cavité de la jointure, à la surface des cartilages diarthrodiaux, qu'il recouvre et dont il provoque consécutivement la résorption; plus tard il s'étend aux tissus périarticulaires et envahit même les ligaments et les tendons. On peut trouver cette substance loin des centres de mouvement, à l'oreille externe, par exemple, et notamment sur l'hélix; mais on remarque qu'elle affecte une prédilection marquée pour les tissus à vitalité obscure, comme les cartilages, les fibro-cartilages et les tissus fibreux; plus rarement on la trouve dans les gaînes séreuses qui entourent les tendons et dans les bourses muqueuses qui avoisinent l'olécrane et la rotule. Sécrété récemment, ce produit se montre sous l'aspect d'un liquide blanc, homogène, semblable à un lait de chaux ; le microscope y démontre la présence de cristaux aciculaires nombreux et très-fins, qui, comme nous le verrons plus tard, sont constitués par de l'urate de soude. Tout porte à penser qu'au moment de sa formation ce liquide est limpide et transparent; mais, plus tard, le véhicule commençant à se résorber, la précipitation des cristaux a lieu, et le travail de résorption continuant, ces cristaux s'agrégent et forment une masse sèche, blanche, dure, et qui rappelle absolument l'aspect de la craie.

Tant que l'épanchement est peu abondant, il demeure circonscrit dans la cavité articulaire et échappe à l'observation; mais à mesure que de nouveaux dépôts s'ajoutent au dépôt primitif, la concrétion grossit et arrive sous la peau qu'elle érode lentement, sans inflammation et sans douleur, et qu'elle finit par perforer. Les malades peuvent alors énucléer le corps étranger avec une aiguille ou la pointe d'un canif.

L'abondance de cette sécrétion tient quelquefois du prodige ; Sévérinus a vu de ces calculs qui avaient le volume d'un œuf, et le célèbre Peiresc, au rapport de son biographe Gassendi, en avait aux pieds une telle quantité que leur poids était bien supérieur à celui des pieds eux-mêmes. Le séjour des tophus au sein des tissus cesse quelquefois d'être aussi inoffensif ; on les a vus provoquer une inflammation articulaire et entraîner toutes les conséquences de cet accident.

Il est aisé de comprendre quelles altérations de forme et quelles perturbations fonctionnelles doivent résulter de la répétition des accès de goutte. Vient-elle à se fixer sur les mains, elle tourmente les doigts, elle les contourne, et, suivant l'expression aussi juste que pittoresque de Sydenham, elle les rend semblables à *une botte de panais ;* si elle s'acharne sur les pieds, elle les raccourcit, les arrondit et ils deviennent comme *retirés* et *rétractés.*

C'est à propos de ces malheureux que l'on a pu dire, avec plus de vérité que de convenance : *Manus habent et non palpabunt, pedes habent et non ambulabunt, sed clamabunt in gutture suo.*

GOUTTE IRRÉGULIÈRE.

Il est difficile de donner une idée exacte de la goutte irrégulière. Cette forme, en effet, peut, sous certaines influences, prendre le masque d'un grand nombre de maladies ; et, d'une autre part, comme la goutte ne saurait constituer une immunité capable de mettre ceux qui en sont atteints à l'abri des autres affections, il reste toujours quelque obscurité touchant la nature exacte des cas nombreux que les malades et les médecins eux-mêmes ont une grande tendance à mettre sur le compte de la diathèse arthritique en les qualifiant de *goutte larvée*.

Il est cependant admis, et l'on ne saurait le contester, que la goutte se fait souvent sentir ailleurs que dans les articulations. D'ailleurs ce phénomène apparaît avec toute évidence dans les cas trop fréquents où, à la suite d'une imprudence ou d'un traitement intempestif, le mal quitte les articulations et se jette brusquement sur quelque viscère important. L'on est donc fondé à admettre une *goutte spontanément abarticulaire* et une *goutte rétrocédée.*

Les organes frappés le plus souvent dans la goutte remontée sont l'estomac, le cœur et l'encéphale.

Lorsque l'estomac est entrepris, le malade se plaint d'oppression, d'angoisse, de gastrodynie intense ; il éprouve des vomissements acides, bilieux, verdâtres, des sueurs froides et profuses, etc. S'agit-il dans ces cas d'un simple trouble fonctionnel ou d'un état inflammatoire des parois gastriques ? La brusque invasion des accidents, leur mobilité, leur fugacité, sembleraient plaider en faveur de la première hypothèse ; mais souvent les caractères de la gastrite sont trop manifestes pour être mis en doute, et d'ailleurs diverses considérations portent à penser que l'accumulation de l'acide urique dans le sang prédispose à l'inflammation et au ramollissement de la muqueuse digestive.

Quand le mal attaque le cœur, il est commun d'observer de l'anxiété précordiale, des palpitations violentes, de la dyspnée, etc. Ces phénomènes peuvent acquérir subitement une intensité telle que la mort s'ensuive brusquement. Il est juste, cependant, d'ajouter que, dans ces cas malheureux, le cœur était assez souvent le siége d'une affection organique déjà avancée, et notamment d'une dégénérescence graisseuse, d'un rétrécissement ou d'une insuffisance.

L'accession de la goutte à l'encéphale donne lieu à toutes les manifestations et à tous les dangers des affections de ce viscère.

Il n'est pas de forme que la goutte abarticulaire ne puisse revêtir, ni de tissus qu'elle ne puisse atteindre. Pinel a ramené toutes ces espèces à trois types:

Le premier contient les névroses ; le second, les inflammations ; le troisième, les fièvres, les affections vasculaires, etc.

Les histoires de migraine, d'angine de poitrine, de névralgies diverses, de troubles nerveux de l'ouïe et de la vue, de paralysie, d'apoplexie, d'épilepsie, d'hystérie, de manie, liées à la diathèse goutteuse, abondent dans les auteurs. Il en est de même des phlegmasies des séreuses, des muqueuses, de la peau et des parenchymes.

Plus rarement enfin elle prend le caractère d'une hémorrhagie, d'une fièvre intermittente ou continue, d'une hydropisie, etc.

On voit donc que si la goutte régulière est pleine de douleurs, la goutte irrégulière est pleine de menaces. La goutte régulière, a dit Musgrave, est celle dont on souffre; la goutte irrégulière est celle dont on meurt.

NATURE DE LA GOUTTE.

Les opinions, même évidemment erronées, des hommes de génie exercent toujours un certain attrait, et ont le privilége d'exciter une légitime curiosité.

A ce titre on ne lira point sans quelque intérêt les idées émises sur le sujet qui nous occupe par les grandes individualités médicales de l'antiquité et des temps modernes.

Hippocrate regardait le transport de la *bile* et de la *pituite* sur les articulations comme la cause essentielle de la goutte. Galien s'empare de cette idée et l'élève à la hauteur d'une théorie aussi brillante qu'ingénieuse. La pituite, essentiellement froide, engendre la goutte chronique ; la goutte aiguë procède de la bile, liquide éminemment âcre et chaud. Ces vues systématiques ont longtemps régné dans les écoles.

Alexandre de Trolles pense que le même résultat peut être produit non-seulement par la bile et la pituite, mais encore par le sang et d'autres humeurs viciées. Aëtius et Paul d'Égine admettent la présence d'humeurs diverses dans les jointures, mais déclarent qu'une débilité locale et préalable de ces organes est nécessaire pour que l'explosion de la goutte ait lieu.

Les médecins arabes n'ajoutent rien de nouveau à ce point scientifique.

Avec les progrès de la chimie les théories deviennent plus précises. F. Hoffmann croit que la goutte est due à la présence d'un sel de tartre dans le sang, sel qui se dépose dans les jointures et y forme des tophus. Sydenham, sans rien préjuger sur la nature du produit, le considère comme résultant du défaut de coction des humeurs par suite d'une faiblesse des solides. Stahl, Cullen, Barthez, Scudamore, se séparent nettement de toutes ces opinions en niant l'existence d'une matière morbifique particulière ; pour eux la cause gît dans un *certain ordre de mouvements vitaux*, dans un *état goutteux spécifique*, une *conformation spéciale* du *corps*, etc.

Musgrave la regarde comme une inflammation des capillaires ; Chomel et son école ne la distinguent point du rhumatisme.

Murray Forbes, antérieurement aux analyses de Wollaston, avait déjà avancé que dans la diathèse goutteuse le sang devait contenir de l'acide urique, puisque l'on en rencontre dans la plupart des sécrétions des goutteux. L'observation et l'expérience ultérieures sont venues pleinement confirmer cette déduction.

Il est aujourd'hui pleinement démontré que le sérum du sang normal contient des traces d'acide urique, et que ce chiffre est toujours plus élevé dans le sang des goutteux. Il est également démontré que l'attaque de goutte est véritablement constituée par l'apparition, dans les jointures et dans d'autres organes, de quantités appréciables de ce produit. L'on sait également que pendant que ce phénomène se passe dans les articulations, la quantité d'acide urique diminue dans les urines, contrairement à l'opinion commune ; mais, comme l'avait déjà soupçonné Fourcroy, l'acide urique existe dans le sérum à l'état d'urate de soude, ainsi que dans les concrétions tophacées. Ces faits ont été établis par Garrod, confirmés par Bence, Jones et Ranke, et n'ont pas trouvé jusqu'ici de contradicteurs.

Sans entrer dans des développements que ne comporte point l'esprit de ce court exposé, nous dirons cependant quelques mots du procédé suivi par le premier de ces observateurs ; car, en définitive, c'est sur des faits de cet ordre que doit reposer une thérapeutique rationnelle, innocente et efficace.

On dessèche quelques grammes de sérum au bain-marie, on pulvérise le résidu et on le fait bouillir avec de l'alcool rectifié pour éliminer ce qui pourrait nuire à la séparation de l'acide urique, et, cela fait, on traite le produit par l'eau distillée bouillante. Si l'on évapore à siccité cette solution au contact de l'acide nitrique, et que l'on l'expose aux vapeurs ammoniacales, on voit apparaître la coloration rouge pourpre de la murexide, caractéristique de la présence de l'acide urique.

D'autre part, si l'on réduit la solution à consistance sirupeuse, que l'on ajoute quelques gouttes d'acide chlorhydrique et qu'on l'abandonne à elle-même, elle laisse, par le refroidissement, déposer des cristaux rhomboédriques d'acide urique.

L'auteur que nous citons a imaginé un moyen plus expéditif et plus en rapport avec les besoins journaliers de la clinique, qu'il appelle *le procédé du fil*. Il place quatre grammes de sérum dans une capsule de verre assez plate et y ajoute environ un dixième d'acide acétique ordinaire ; il immerge ensuite un ou deux fils dans le liquide et abandonne le tout à lui-même dans un endroit frais, à l'abri de la poussière et des mouvements qui pourraient troubler la cristallisation. Au bout de quelques heures, si le sérum renferme au moins deux ou trois cent-millièmes d'acide urique, les fils se recouvrent de cristaux, qui, vus à la lumière polarisée et à un grossissement de cinquante ou soixante diamètres, rappellent les cristallisations de sucre candi.

Il résulte des mêmes expériences que la quantité d'acide urique dans le sérum des goutteux varie entre quatre ou cinq cent-millièmes et un ou deux dix-millièmes.

Ainsi, il est acquis aujourd'hui à la science que la diathèse goutteuse est liée à une accumulation d'acide urique dans le sang, où il se trouve à l'état d'urate de soude, et que l'attaque de goutte ordinaire n'est qu'une *décharge critique* de ce produit dans les articulations.

On concevra sans peine qu'une vue de cette importance soit destinée à révolutionner profondément la thérapeutique de cette affection.

EXAMEN RAPIDE

DES DIVERS REMÈDES EMPLOYÉS CONTRE LA GOUTTE.

Les remèdes contre la goutte n'ont jamais fait défaut. Lucien nous a transmis l'énumération plaisante des moyens préconisés de son temps, énumération qui commence par la pulpe de plantain, parcourt toute la série des drogues connues et finit par le magnétisme de l'époque. *Alius incantamentis impostorum deluditur.*

En l'absence de données rationnelles suffisantes sur la nature du mal, la thérapeutique devait fatalement glisser sur la pente d'un empirisme aveugle et téméraire ; aussi la liste de ses victimes constituerait un long et douloureux martyrologe. Ce n'est pas que les avertissements et les exemples aient manqué aux goutteux. Car on trouve dans les auteurs anciens et modernes de suffisants éléments de proscription, non-seulement contre les panacées et les arcanes, mais même contre les moyens en apparence les plus rationnels et les plus innocents.

Tous les médecins ont condamné les astringents, et l'arrêt date de loin, car Pline raconte qu'Agrippa perdit l'usage des jambes par suite de l'application de ce remède.

Stoll blâme l'emploi des corps gras, et Duret rapporte qu'un prince de Namur fut pris de paralysie par suite de cet usage. Hoffmann a vu presque toujours l'emploi des topiques camphrés suivi d'accidents.

Les émollients même, et en particulier les cataplasmes, ont leurs dangers. Baglivi et, plus près de nous, Barthez ont constaté qu'ils donnent lieu à des engorgements fixes et extrêmement tenaces. Enfin les narcotiques ne doivent être employés qu'avec une extrême circonspection. Barthez a vu l'application de la thériaque être suivie de désordres très-graves ; aussi est-ce avec beaucoup de raison que Sydenham, qui avait observé le même cas, a pu écrire : *pharmacum amarissimum dolor.*

L'observation et l'expérimentation clinique se prononcent avec plus d'énergie encore contre l'emploi des remèdes puissamment perturbateurs auxquels un aveuglement systématique ou intéressé prête gratuitement une action spécifique contre la goutte. Ces sortes de panacées, qui naissent ordinairement dans le champ suspect de la pharmacie occulte, ont entre elles une grande analogie ; elles ont pour base des drastiques, des diurétiques violents ; l'ellébore, le colchique, la vératrine, la scille, etc., dont l'action redoutable pour l'homme sain est désastreuse pour l'organisme affaibli du goutteux.

L'on serait vraiment étonné de la fortune de quelques-uns de ces arcanes et du bruit qui s'est fait autour d'eux, si l'on ne savait avec quel luxe de mise en scène on sait les produire, et avec quel art et quelle habileté on sait dissimuler les accidents et les mécomptes et mettre en lumière les cas plus heureux où l'organisme du malade a pu triompher du mal et du remède.

Si l'attaque de goutte, et cela est incontestable, n'est que l'effort providentiel de la nature médicatrice cherchant à débarrasser le sang d'une matière inutile dont l'accumulation est devenue incompatible avec l'exercice de la vie ; si la fluxion articulaire n'est que le déversoir où se réfugie ce trop-plein, une espèce de soupape de sûreté destinée à prévenir une catastrophe, il est évident que cette attaque doit être scrupuleusement respectée dans ses manifestations les plus minutieuses. Agir autrement, c'est dériver l'action morbifique vers les viscères essentiels ; c'est, que l'on nous passe l'expression, diriger le fil du paratonnerre au cœur de l'habitation et la vouer à une ruine certaine.

Pendant l'accès, le goutteux doit donc avoir sans cesse présent à l'esprit le précepte de la philosophie antique : *Sustine et abstine*, ou mieux encore ce dicton vulgaire si vrai sous sa forme plaisante et triviale : « Patience et flanelle. »

C'est avec un autre esprit et une autre méthode que la médecine procède contre cette maladie.

La goutte, avons-nous dit, est constituée par une exagération du chiffre normal de l'acide urique dans le sérum; mais par quel mécanisme s'opère cette élévation ? Est-ce par une diminution dans la quantité normalement excrétée par les urines, ou bien par un excès de formation de ce produit dans le sang?

Sans chercher à sonder l'impénétrable, ni prétendre élucider cette phase mystérieuse de la nutrition, qui a pour théâtre les espaces intermoléculaires des organes, on peut admettre que la goutte et ses manifestations procèdent de cette double circonstance. La diathèse naît sous l'influence de l'hypersécrétion urique, et l'attaque fait explosion aussitôt que le travail des reins est impuissant à maintenir l'équilibre, ou que ce travail se trouve entravé par quelque accident, soit externe, tel qu'un refroidissement, soit interne, tel qu'un écart de régime, une fatigue musculaire ou intellectuelle, une émotion vive, etc.

Ajoutons que l'impuissance du rein croît avec l'ancienneté de la diathèse; car, à mesure que les tissus fibreux s'incrustent de matière tophacée, la rein devient fatalement le siége d'infarctus de même nature qui, portant spécialement sur sa partie sécrétante, y déte - minent des atrophies partielles et restreignent le champ de son activité; c'est à ces désordres secondaires que sont dues la fréquence, la durée et la quasi-continuité des accidents chez les vieux goutteux.

Ce n'est donc qu'en reconstituant la nature chimique des sécrétions, molécule par molécule, jusqu'à l'état normal, que nous arrivons au soulagement d'abord et à la guérison ensuite.

DES RHUMATISMES

ET DE LEURS RAPPORTS AVEC LA GOUTTE.

Nous n'avons pas, dans les chapitres qui précèdent, parlé des rhumatismes et de leurs variétés ; nous nous sommes contenté de parler de la goutte, ne voulant pas, dans un ouvrage aussi restreint, dépasser le but que nous nous sommes proposé et faire naître dans l'esprit de nos lecteurs des appréhensions susceptibles de les égarer sur leurs véritables affections. Quelques lignes ici nous suffiront.

Notre manière de voir à ce sujet s'accorde au reste avec les opinions généralement consacrées aujourd'hui, et, s'il serait faux de donner à toutes les variétés de rhumatismes une connexité avec la goutte, il n'en est pas moins établi que dans bien des cas « le rhumatisme et l'état goutteux s'unissent dans des proportions et à des degrés infinis. » (Trousseau et Pidoux ; *thérapeutique*.)

Et plus loin, après avoir démontré l'affinité entre ces

deux états morbides, la goutte et le rhumatisme, ils exposent : « que personne n'est plus susceptible de rhumatisme que le sujet à diathèse goutteuse, le graveleux, par exemple, et que les pays, sujets à rhumatismes, tels que l'Angleterre, la Belgique, la Hollande, etc., abondent en goutteux et en graveleux. L'inverse n'est pas moins vrai. Un rhumatisant, placé dans les conditions favorables au développement de la disposition goutteuse, la contracte beaucoup plus facilement que ne le ferait un autre, toutes choses égales d'ailleurs. Le rhumatisant de tempérament nerveux, soumis au régime générateur de la disposition goutteuse, aura des rhumatismes goutteux. La constitution morbide, introduite par ce régime dans l'économie, fera aussi un podagre de celui qui, ainsi prédisposé, s'exposera aux causes externes du rhumatisme.

Si, comme on n'en peut douter, nul n'est plus sujet à contracter des affections rhumatismales que le goutteux ; si nul n'acquiert plus facilement la constitution goutteuse que le rhumatisant, où donc est le nœud de ces deux états ? »

A l'appui de ce qui précède, nous conclurons en disant que la diathèse rhumatismale est héréditaire, que les symptômes sont les mêmes dans les deux affections par leur mobilité, leur intermittence, la cause spéciale déterminante, et enfin par l'analogie des méthodes cu-

ratives. Donc l'application de notre traitement triom-
phera des affections rhumatismales, et l'examen de nos
malades nous mettra à même de distinguer les cas où il
serait utile d'y apporter quelques modifications.

QUELQUES CONSEILS.

L'expérience nous a démontré d'une manière incontestable que les goutteux doivent avoir le plus grand soin
d'éviter l'humidité aux pieds; nous leur recommandons
en conséquence l'usage de chaussures à fortes semelles,
ainsi que l'emploi constant de bas de laine. Dans ces
conditions, un exercice soutenu sera toujours très-salu-
taire.

Une opération bien simple, qui doit être le prélude
du traitement et dont les résultats sont merveilleux ,
car elle produit le dégonflement des pieds ou des mains
après une crise, et rend aux articulations leur souplesse
primitive, consiste à faire chauffer dans un vase pouvant
supporter l'action du feu, plusieurs litres de sable de
rivière, puis, se mettant devant le feu si l'on est en hiver,
on fait tomber avec une grande cuiller et du plus haut
possible, sur les parties enflées le sable aussi chaud
qu'on pourra le supporter; on continuera pendant environ dix minutes cette douche chaude sèche. Cette

opération faite matin et soir, ne tardera pas à rendre au malade l'usage de ses membres.

Nous conseillons encore aux goutteux d'éviter autant que possible la constipation, et nous leur recommandons l'usage journalier de pilules laxatives, telles que les grains de santé, les pilules d'Anderson ou autres ; à cet effet, nous en avons fait préparer qui remplissent toutes les conditions désirables (1).

Nous engageons aussi les goutteux, autant que les circonstances le permettent, à mélanger leur vin avec de l'eau de rivière ou de pluie, de préférence aux eaux de puits ou de certaines sources qui contiennent en général une grande quantité de sels calcaires très-nuisibles aux affections goutteuses.

CONCLUSION.

Il suit de là que le traitement de la goutte doit être ramené à cette formule générale :

Respecter les accès, et dans leur intervalle contrarier l'hypersécrétion de l'acide urique et en assurer la libre élimination, de manière à éloigner les accidents et

---

(1) Ces pilules, dites *Perles de Prévision*, sont douces, laxatives et, de plus, *préviennent* les affections arthritiques.

même à les bannir tout à fait. Toute thérapeutique s'éloignant de ces bases rationnelles est fatalement impuissante et pleine de dangers.

Nous ne connaissons, hélas! que trop d'exemples de malades qui, se fiant aux remèdes anti-goutteux en vogue, n'ont fait qu'aggraver leur position ou sont arrivés à un dénoûment fatal. Des hommes illustres et chers au pays ont payé de leur vie cet excès de confiance en des préparations à bases plus ou moins vénéneuses dont l'action éphémère a pu les soulager un instant, mais n'a jamais pu prévenir le retour des accès.

Et puisque nous touchons à cette corde si habilement exploitée, nous allons dire un mot du colchique que l'on fait entrer dans presque tous les anti-goutteux.

Ses propriétés sont incontestablement héroïques, mais à quel prix! On sait que le colchique est un poison violent, et pour se convaincre de la réserve avec laquelle on doit l'employer dans la pratique, il faut considérer qu'à côté du bien qu'il peut produire, il peut donner lieu à des accidents terribles.

L'empirisme industriel a, sous diverses formes et sous divers noms, exploité les propriétés spéciales du colchique contre la goutte; mais comme les préparations de colchique n'ont qu'une action spécifique temporaire et qu'il faut y avoir recours à chaque nouvel accès, c'est alors que se manifestent les désordres graves occasionnés par l'intoxication du colchique, désordres qu'il est très-difficile de combattre, car la vie du tissu nerveux rachidien étant pervertie, les organes placés sous sa dépendance cessent avec lui toute relation physiologique, et chaque viscère attaqué a sa vie particulière compromise. Sous l'empire de cette rupture des relations sympathiques ou idiopathiques, la victime semble avoir encore quelques chances de guérison : mais vain espoir! car c'est la division des effets toxiques qui met ainsi la vie aux prises avec la mort.

N'oublions pas de dire que les préparations de colchique n'agissent pas préventivement, et que leur usage qui, au début, a pu modérer les accès de goutte aiguë localisée, finit par faire dégénérer cette dernière en goutte irrégulière se portant avec furie sur n'importe quelle partie du corps et occasionnant *la goutte remontée* et, par conséquent, souvent la mort.

A cette exposition empressons-nous d'en ajouter une autre plus consolante. Pourquoi toujours entendre répéter que la goutte est une maladie sans remède? La science est-elle donc condamnée à l'immobilité? Nous ne le pensons pas et ses progrès de chaque jour sont là pour répondre victorieusement. Nous croyons donc fermement à la guérison de la goutte par notre méthode modi-

ficatrice de la constitution. Nous demandons à nos malades de la confiance et de la persévérance.

Aux dangers auxquels sont exposés les goutteux par
l'emploi des remèdes à bases vénéneuses, viennent s'en
ajouter d'autres causés par l'emploi inintelligent ou par
l'abus des eaux minérales. Nous soulèverons peut-être
ici bien des récriminations, même parmi les malades (il
y en a qui tiennent à aller aux eaux), par notre manière
de voir à ce sujet, mais nous ne serons pas les premiers
à nous élever contre l'usage et l'abus des eaux minérales, et nous pourrons ici invoquer, à l'appui de notre
conviction, des noms qui font autorité dans la science
médicale.

Tout en reconnaissant aux eaux minérales alcalines,
et ici nous pouvons nommer entre autres Vichy, qui
tient le sceptre parmi elles, la propriété d'alcaliser très-
promptement les urines et, par suite, d'être favorables à
l'expulsion des calculs graveleux, nous ne nous inscri-
rons pas moins contre l'usage de ces eaux, dans les affections goutteuses, nous réservant néanmoins d'en ordonner l'usage au début lorsque nous serons *de visu* convaincu de pouvoir le faire sans danger pour notre
client.

Trousseau et Pidoux dans leur thérapeutique disent :
« Il est très-rare que la médication alcaline réussisse à
guérir radicalement cette maladie; on peut même dire

que dans les cas de goutte héréditaire et fortement constitutionnelle, cette médication se trouve généralement
impuissante. Et si on ne peut nier que, dans les cas de
goutte simple et régulière, elle ait procuré quelquefois
une amélioration plus ou moins marquée, on ne peut
taire aussi, pour être vrai, que, dans bon nombre de cas,
l'usage des eaux de Vichy ne produise, soit une aggra-
vation immédiate, soit des accidents divers après un
certain laps de temps. Les mauvais résultats s'observent
surtout dans la goutte anormale et irrégulière. Enfin,
pour dire toute notre pensée, nous avons de bonnes
raisons de croire que les eaux de Vichy ont été fatales
plus d'une fois en causant de fâcheuses métastases. »

L'abus des alcalins ou leur usage peu intelligent amè-
nent l'anémie ou la cachexie, état morbide bien plus
grave et surtout bien plus irrémédiable que la goutte et
la gravelle.

Nous recommandons, en conséquence, de s'abstenir à
cet égard, et de laisser à notre appréciation les cas où
nous jugerions à propos d'en ordonner l'emploi.

Notre traitement, toujours facile à suivre, ne s'ap-
plique qu'aux personnes qui ne sont pas en proie à une
attaque de goutte. Notre médication est préventive;
elle va prendre le mal au sein même de la constitution,
elle en élimine la cause et en empêche par suite le
développement et le retour; elle fait dissoudre et dis-

paraître les concrétions tophacées et les difformités qui affectent les articulations ; elle a l'immense avantage de ne pas obliger aux voyages occasionnés par l'envoi aux stations minérales, voyages auxquels les malades n'ont souvent ni le temps ni la possibilité de se soumettre.

Le régime que nous imposons doit être celui de toute personne sobre et en rapport avec les habitudes , la position et le genre de vie de chacun. Il est bien difficile d'établir des règles précises ; la raison doit guider l'alimentation. Le médecin dans tous les cas doit être le seul juge du régime à indiquer selon le tempérament de chacun.

Enfin, et pour terminer, nous le répétons, notre médication est préventive. Jamais nous n'oserons dire que nous allons immédiatement calmer ou arrêter une attaque de goutte ; nous ne connaissons que trop les dangers de cette théorie mise en pratique, si séduisante en effet pour ceux qui souffrent.

Aussi tel n'est pas notre but. Notre traitement, suiv-d'après nos indications, aura l'infaillible résultat de modifier insensiblement la constitution goutteuse, d'éloigner les accès et de parvenir enfin à les faire disparaître.

La voie est ouverte ; bien des médecins avant nous y ont marqué leur passage : mais le champ de l'étude et de la thérapeutique de la goutte est assez vaste pour donner encore satisfaction à notre désir d'être utile à ceux qui souffrent. Nous nous estimerons heureux et largement récompensé si nous avons pu, par notre nouvelle méthode de traitement de la goutte, acquérir des droits à la reconnaissance de nos clients.

H.-J.-L. MOURIER.

Consultations de 1 heure à 3, et par correspondance,
223, boulevard Pereire, 223.

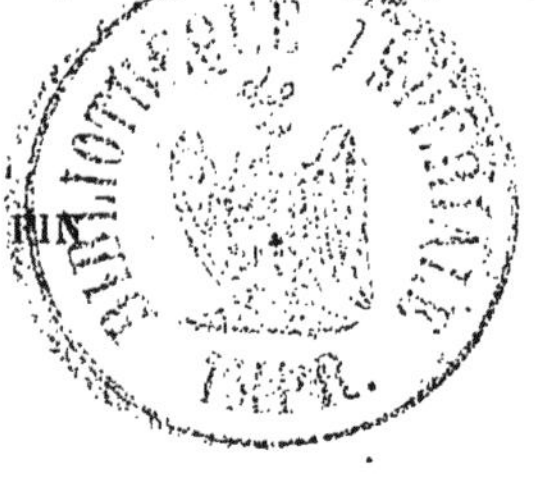

Nota. — Nous savons que l'efficacité d'un médicament dépend souvent de son habile manipulation. Nous ne pouvions donc mieux faire que de confier nos préparations à la pharmacie Roux, si avantageusement connue dans le monde médical.

DÉPOT CENTRAL: PHARMACIE ROUX,

141, Rue Montmartre, 141

PARIS

ET DANS TOUTES LES BONNES PHARMACIES
DE LA FRANCE ET DE L'ÉTRANGER

TABLE DES MATIÈRES.

Paris.—Imp. Félix Malteste et Ce, rue des Deux-Portes-St-Sauveur, 22.